Renate Sültz & Uwe H. Sültz

AF206464

Kopfschmerz-Migräne-Tagebuch

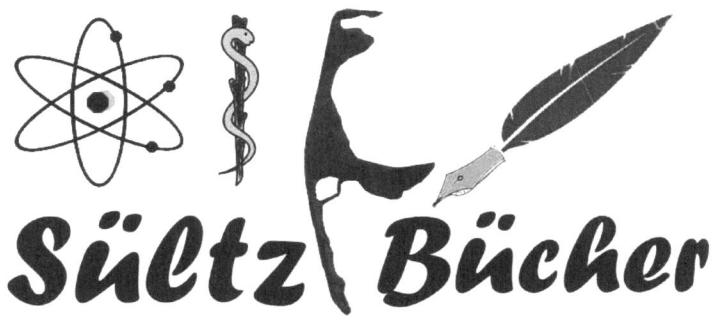

BoD - Books on Demand

Norderstedt 2018

Bibliografische Information durch die Deutsche Nationalbibliothek

Die Deutsche Nationalbibliothek verzeichnet diese Publikation in der Deutschen Nationalbibliografie; detaillierte bibliografische Daten sind im Internet über http://dnb.dnb.de abrufbar.

Herstellung und Verlag: BoD – Books on Demand, Norderstedt

ISBN 9-78374-6-02506-3

Ziel eines Schmerztagebuchs ist es, Schmerzen zu dokumentieren. Wann habe ich Schmerzen, wo habe ich Schmerzen, wie lange und wie stark sind die Schmerzen. So ermöglichen Sie Ihrem Arzt eine Schmerzübersicht und helfen bei einer Beurteilung, um evtl. eine Schmerzbehandlung einzuleiten. Weiterhin lassen sich wichtige Informationen notieren. Welche Medikamente werden eingenommen, wer ist mein Hausarzt. Tragen Sie ruhig auch allgemeine Informationen ein, etwas über den Schlaf und das Wohlbefinden. Dieses Schmerztagebuch ist extra groß, bestimmt ohne Lesebrille auszufüllen.

Eine gute Gesundheit wünschen

Renate Sültz & Uwe H. Sültz

Mein Schmerztagebuch
Mein Name:

Mein Hausarzt:

Meine Medikamente:

Wichtige Informationen:

Datum Uhrzeit/Schmerzort/Medikamente

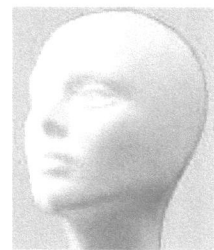

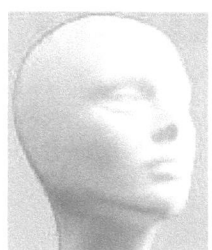

sonst. Beschwerden

Datum Uhrzeit/Schmerzort/Medikamente

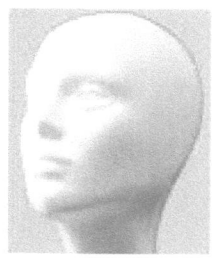

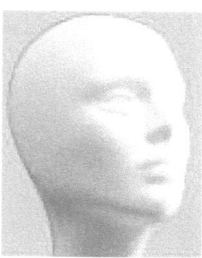

sonst. Beschwerden

0
1
2
3
4
5
6
7
8
9
10

keine- leichte- mäßige- starke- sehr starke- stärkste- Schmerzen

Datum Uhrzeit/Schmerzort/Medikamente

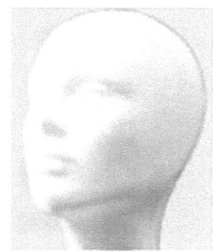

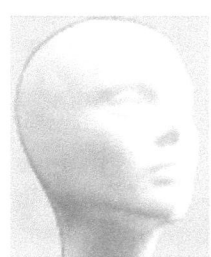

sonst. Beschwerden

Datum Uhrzeit/Schmerzort/Medikamente

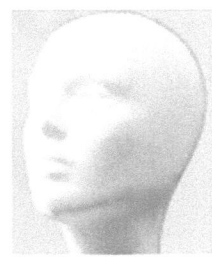

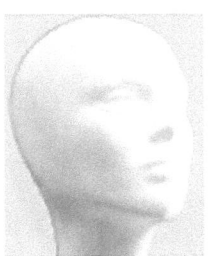

sonst. Beschwerden

0
1
keine-
2
leichte-
3
mäßige-
4
starke-
5
sehr starke-
6
stärkste-
7
Schmerzen
8
9
10

Datum Uhrzeit/Schmerzort/Medikamente

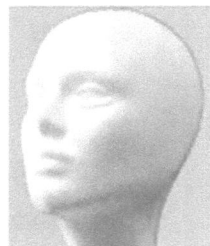

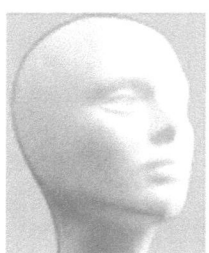

sonst. Beschwerden

Datum Uhrzeit/Schmerzort/Medikamente

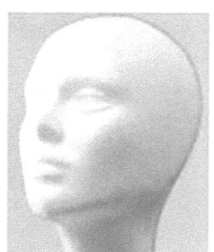

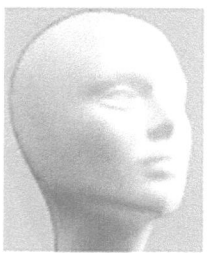

sonst. Beschwerden

0
1
2
3
4
5
6
7
8
9
10

keine- leichte- mäßige- starke- sehr starke- stärkste- Schmerzen

Datum Uhrzeit/Schmerzort/Medikamente

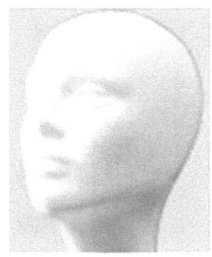

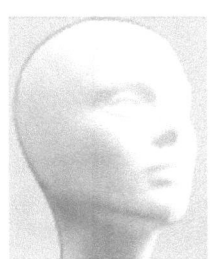

sonst. Beschwerden

Datum Uhrzeit/Schmerzort/Medikamente

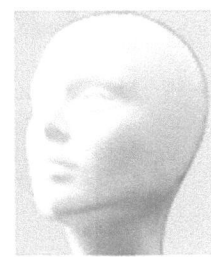

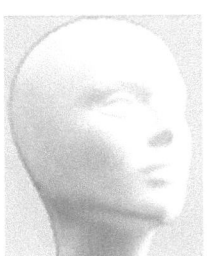

sonst. Beschwerden

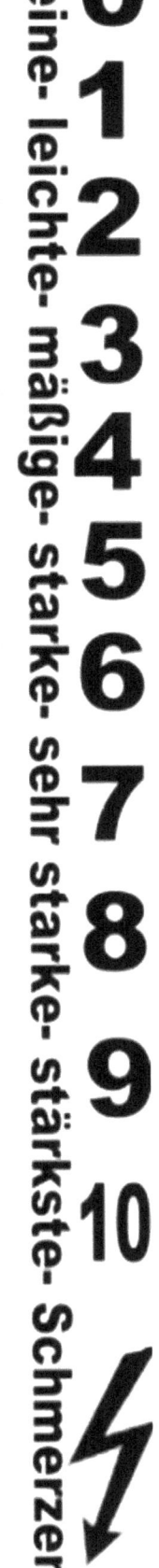

0
1
2
3
4
5
6
7
8
9
10

keine- leichte- mäßige- starke- sehr starke- stärkste- Schmerzen

Datum Uhrzeit/Schmerzort/Medikamente

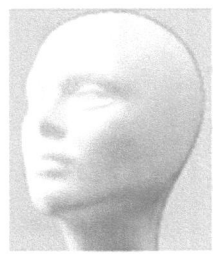

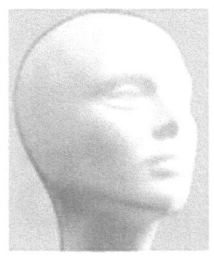
sonst. Beschwerden

Datum Uhrzeit/Schmerzort/Medikamente

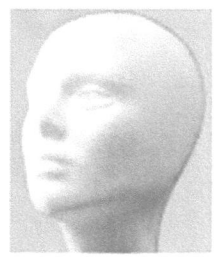

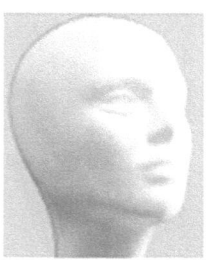
sonst. Beschwerden

0
1
2
3
4
5
6
7
8
9
10

keine- leichte- mäßige- starke- sehr starke- stärkste- Schmerzen

Datum Uhrzeit/Schmerzort/Medikamente

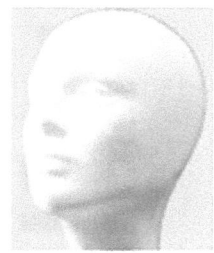

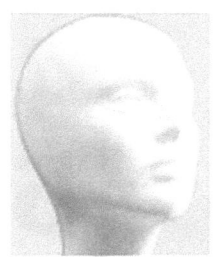

sonst. Beschwerden

Datum Uhrzeit/Schmerzort/Medikamente

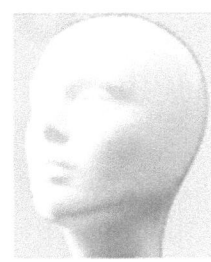

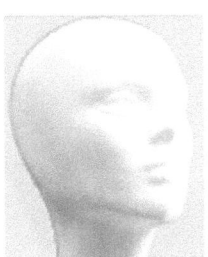

sonst. Beschwerden

0
1
keine- leichte- mäßige- starke- sehr starke- stärkste- Schmerzen
2
3
4
5
6
7
8
9
10

Datum Uhrzeit/Schmerzort/Medikamente

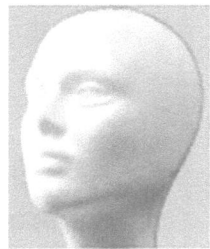

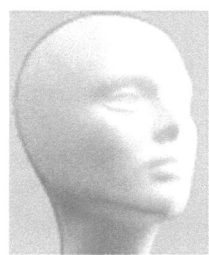

sonst. Beschwerden

Datum Uhrzeit/Schmerzort/Medikamente

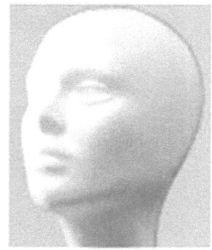

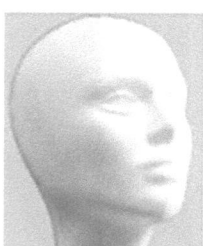

sonst. Beschwerden

0
1
2
3
4
5
6
7
8
9
10

keine- leichte- mäßige- starke- sehr starke- stärkste- Schmerzen

Datum Uhrzeit/Schmerzort/Medikamente

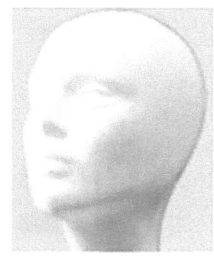

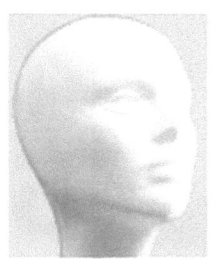

sonst. Beschwerden

Datum Uhrzeit/Schmerzort/Medikamente

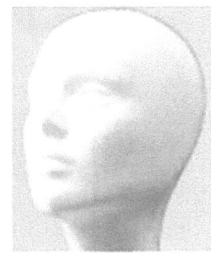

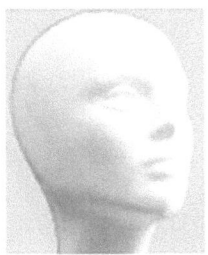

sonst. Beschwerden

0
1
keine- **2**
leichte- **3**
mäßige- **4**
starke- **5**
sehr starke- **6**
sehr starke- **7**
stärkste- **8**
stärkste- **9**
Schmerzen **10**

Datum Uhrzeit/Schmerzort/Medikamente

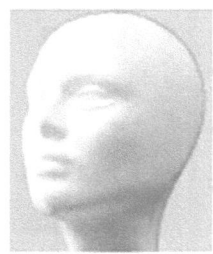

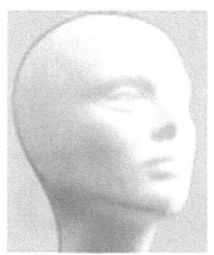

sonst. Beschwerden

Datum Uhrzeit/Schmerzort/Medikamente

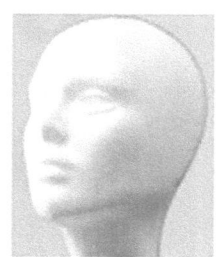

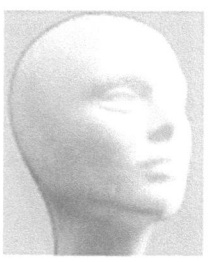

sonst. Beschwerden

0
keine-
1
leichte-
2
mäßige-
3
starke-
4
5
sehr starke-
6
stärkste-
7
8
9
10
Schmerzen

Datum Uhrzeit/Schmerzort/Medikamente

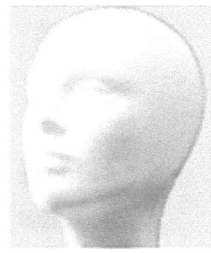

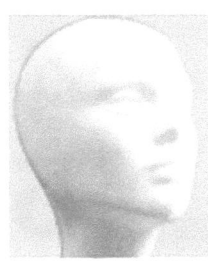

sonst. Beschwerden

Datum Uhrzeit/Schmerzort/Medikamente

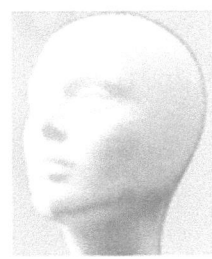

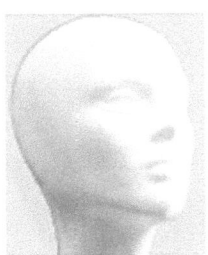

sonst. Beschwerden

0
1
2
3
4
5
6
7
8
9
10

keine- leichte- mäßige- starke- sehr starke- stärkste- Schmerzen

Datum Uhrzeit/Schmerzort/Medikamente

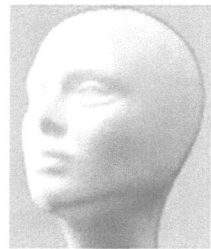

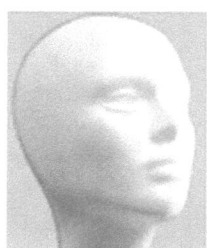

sonst. Beschwerden

Datum Uhrzeit/Schmerzort/Medikamente

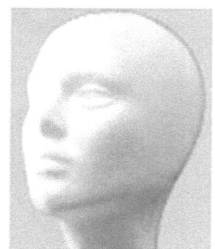

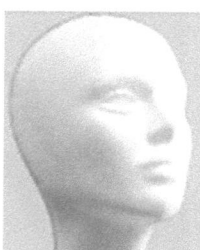

sonst. Beschwerden

0
1
2
3
4
5
6
7
8
9
10

keine- leichte- mäßige- starke- sehr starke- stärkste- Schmerzen

Datum Uhrzeit/Schmerzort/Medikamente

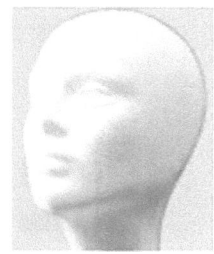

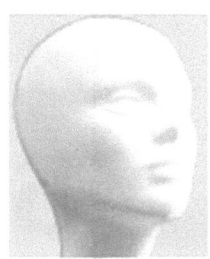

sonst. Beschwerden

Datum Uhrzeit/Schmerzort/Medikamente

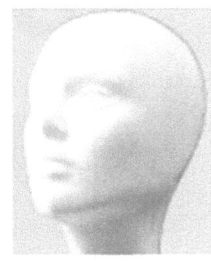

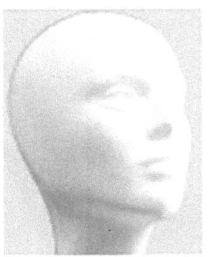

sonst. Beschwerden

0
1
2
3
4
5
6
7
8
9
10

keine- leichte- mäßige- starke- sehr starke- stärkste- Schmerzen

Datum Uhrzeit/Schmerzort/Medikamente

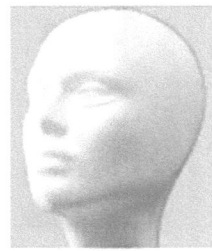

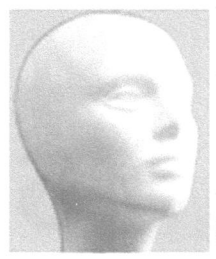

sonst. Beschwerden

Datum Uhrzeit/Schmerzort/Medikamente

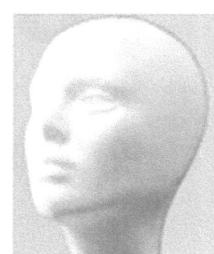

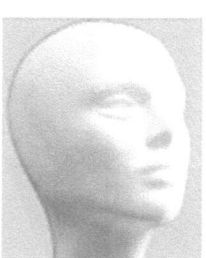

sonst. Beschwerden

0
1
2
3
4
5
6
7
8
9
10

keine- leichte- mäßige- starke- sehr starke- stärkste- Schmerzen

Datum Uhrzeit/Schmerzort/Medikamente

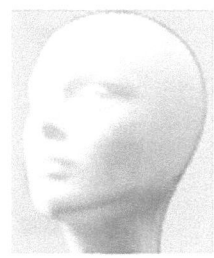

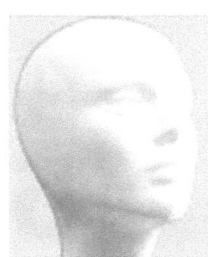

sonst. Beschwerden

Datum Uhrzeit/Schmerzort/Medikamente

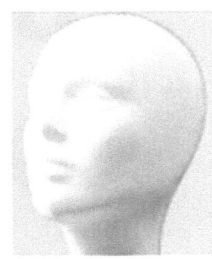

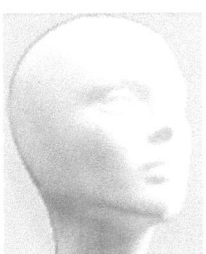

sonst. Beschwerden

0
1
2
3
4
5
6
7
8
9
10

keine- leichte- mäßige- starke- sehr starke- stärkste- Schmerzen

Datum Uhrzeit/Schmerzort/Medikamente

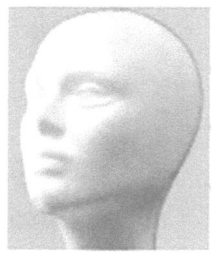

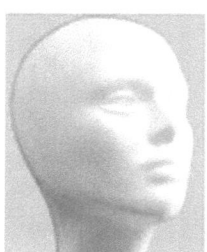

sonst. Beschwerden

Datum Uhrzeit/Schmerzort/Medikamente

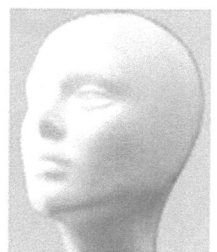

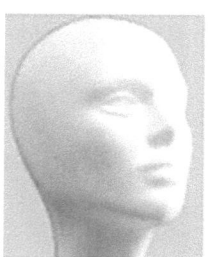

sonst. Beschwerden

0
keine-
1
leichte-
2
mäßige-
3
starke-
4
sehr starke-
5
stärkste-
6
Schmerzen
7
8
9
10

Datum Uhrzeit/Schmerzort/Medikamente

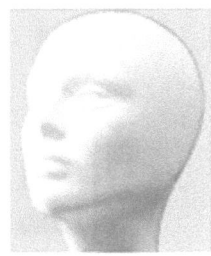

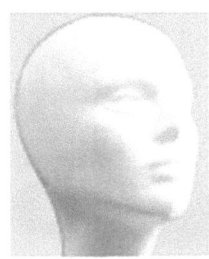 sonst. Beschwerden

Datum Uhrzeit/Schmerzort/Medikamente

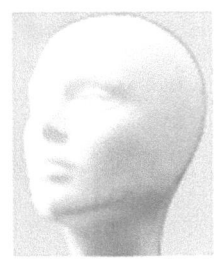

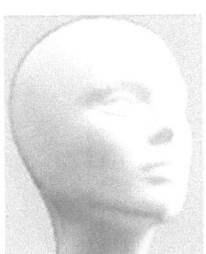 sonst. Beschwerden

0
1
2
3
4
5
6
7
8
9
10

keine- leichte- mäßige- starke- sehr starke- stärkste- Schmerzen

Datum Uhrzeit/Schmerzort/Medikamente

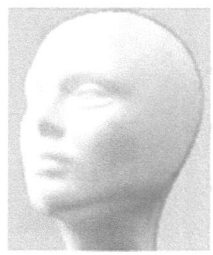

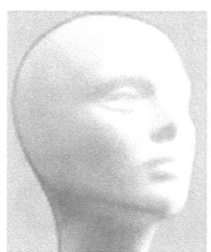

sonst. Beschwerden

Datum Uhrzeit/Schmerzort/Medikamente

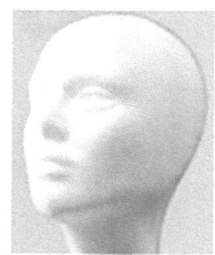

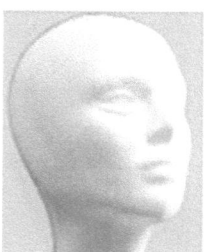

sonst. Beschwerden

**0
1
2
3
4
5
6
7
8
9
10**

keine- leichte- mäßige- starke- sehr starke- stärkste- Schmerzen

Datum Uhrzeit/Schmerzort/Medikamente

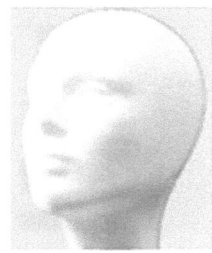

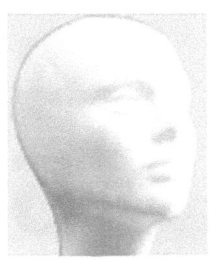

sonst. Beschwerden

Datum Uhrzeit/Schmerzort/Medikamente

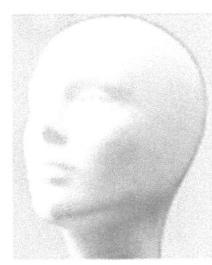

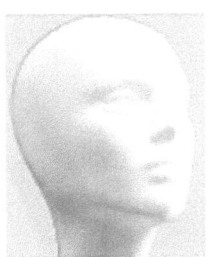

sonst. Beschwerden

0
1
2
3
4
5
6
7
8
9
10

keine- leichte- mäßige- starke- sehr starke- stärkste- Schmerzen

Datum Uhrzeit/Schmerzort/Medikamente

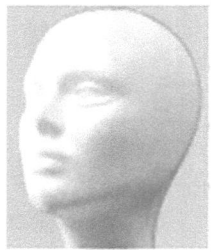

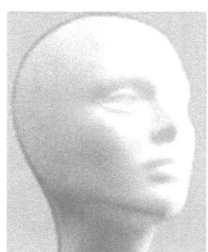

sonst. Beschwerden

Datum Uhrzeit/Schmerzort/Medikamente

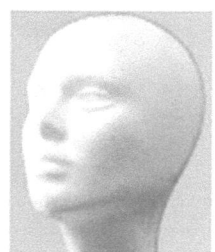

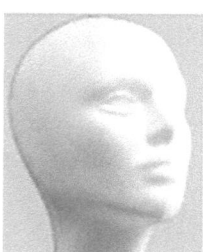

sonst. Beschwerden

0
1
2
3
4
5
6
7
8
9
10

keine- leichte- mäßige- starke- sehr starke- stärkste- Schmerzen

Datum Uhrzeit/Schmerzort/Medikamente

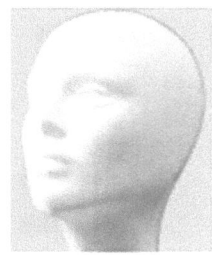

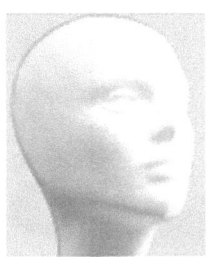

sonst. Beschwerden

Datum Uhrzeit/Schmerzort/Medikamente

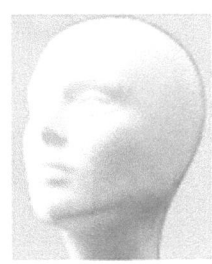

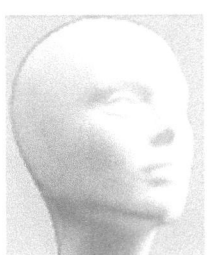

sonst. Beschwerden

0
1
2
3
4
5
6
7
8
9
10

keine- leichte- mäßige- starke- sehr starke- stärkste- Schmerzen

Datum Uhrzeit/Schmerzort/Medikamente

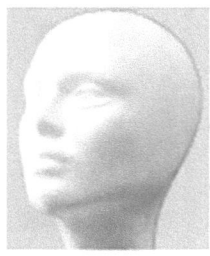

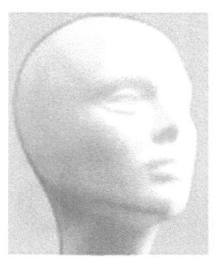

sonst. Beschwerden

Datum Uhrzeit/Schmerzort/Medikamente

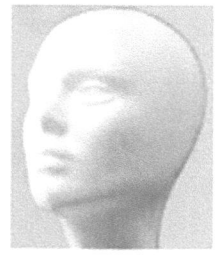

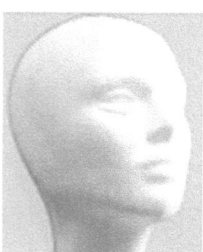

sonst. Beschwerden

0
1
2
3
4
5
6
7
8
9
10

keine- leichte- mäßige- starke- sehr starke- stärkste- Schmerzen

Datum Uhrzeit/Schmerzort/Medikamente

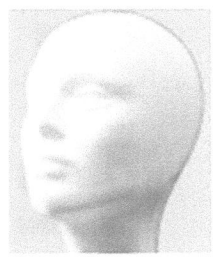

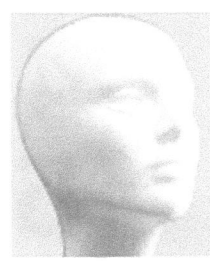

sonst. Beschwerden

Datum Uhrzeit/Schmerzort/Medikamente

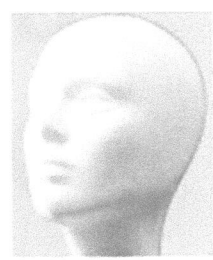

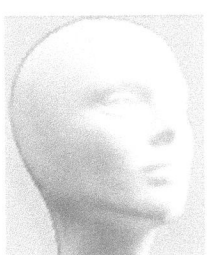

sonst. Beschwerden

0
1
keine- 2
leichte- 3
mäßige- 4
5
starke- 6
sehr starke- 7
stärkste- 8
Schmerzen 9
10

Datum Uhrzeit/Schmerzort/Medikamente

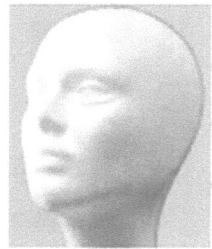

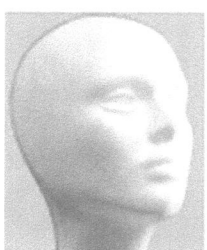

sonst. Beschwerden

Datum Uhrzeit/Schmerzort/Medikamente

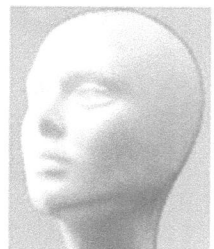

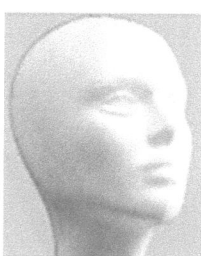

sonst. Beschwerden

0
1
2
3
4
5
6
7
8
9
10

keine- leichte- mäßige- starke- sehr starke- stärkste- Schmerzen

Datum Uhrzeit/Schmerzort/Medikamente

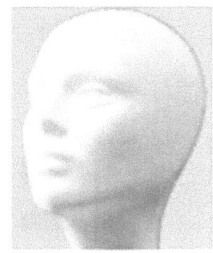

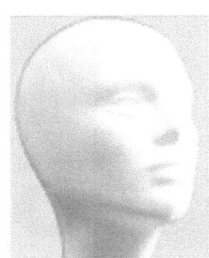

sonst. Beschwerden

Datum Uhrzeit/Schmerzort/Medikamente

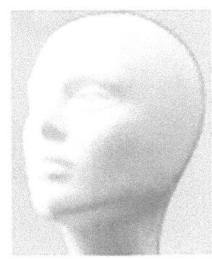

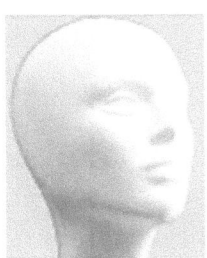

sonst. Beschwerden

0

1

keine- 2

leichte- 3

mäßige- 4

starke- 5

sehr starke- 6

stärkste- 7

Schmerzen 8

9

10

Datum Uhrzeit/Schmerzort/Medikamente

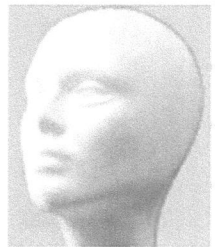

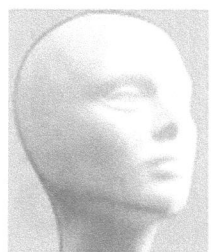

sonst. Beschwerden

Datum Uhrzeit/Schmerzort/Medikamente

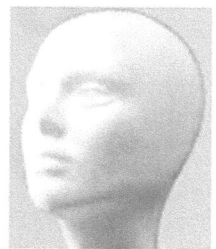

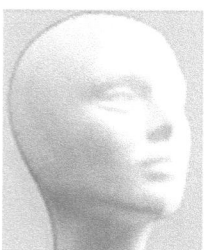

sonst. Beschwerden

0
1
2
3
4
5
6
7
8
9
10

keine- leichte- mäßige- starke- sehr starke- stärkste- Schmerzen

Datum   Uhrzeit/Schmerzort/Medikamente

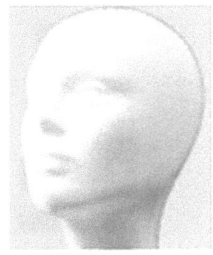

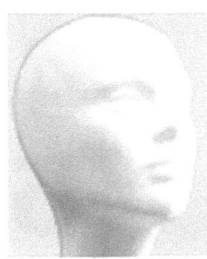

sonst. Beschwerden

Datum   Uhrzeit/Schmerzort/Medikamente

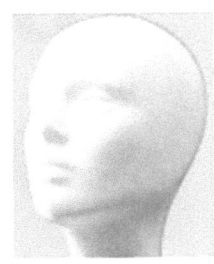

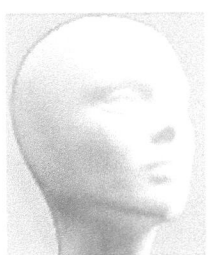

sonst. Beschwerden

0
1
keine- 2
leichte- 3
mäßige- 4
starke- 5
sehr starke- 6
sehr starke- 7
stärkste- 8
Schmerzen 9
10

Datum Uhrzeit/Schmerzort/Medikamente

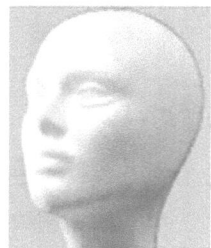

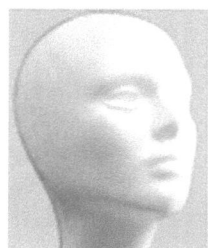

sonst. Beschwerden

Datum Uhrzeit/Schmerzort/Medikamente

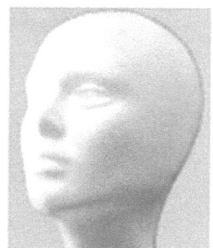

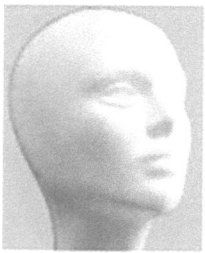

sonst. Beschwerden

0
1
2
3
4
5
6
7
8
9
10

keine- leichte- mäßige- starke- sehr starke- stärkste- Schmerzen

Datum Uhrzeit/Schmerzort/Medikamente

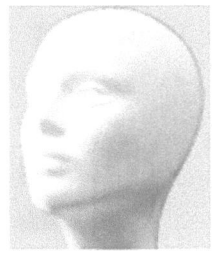

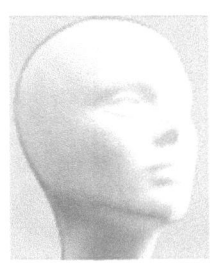

sonst. Beschwerden

Datum Uhrzeit/Schmerzort/Medikamente

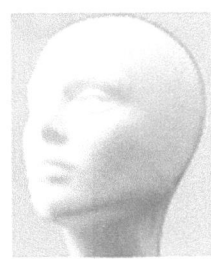

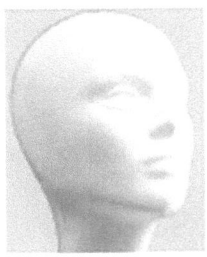

sonst. Beschwerden

0
1
keine- 2
leichte- 3
mäßige- 4
starke- 5
sehr starke- 6
stärkste- 7
8
9
10
keine- leichte- mäßige- starke- sehr starke- stärkste- Schmerzen

Datum   Uhrzeit/Schmerzort/Medikamente

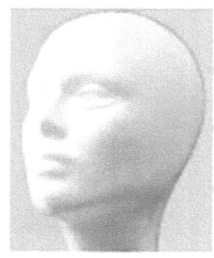

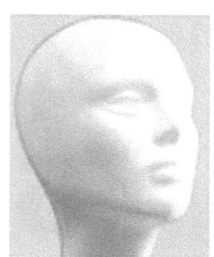

sonst. Beschwerden

Datum   Uhrzeit/Schmerzort/Medikamente

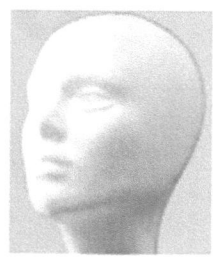

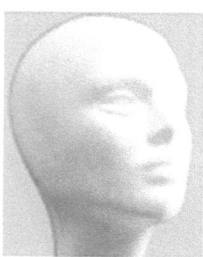

sonst. Beschwerden

0
1
2
3
4
5
6
7
8
9
10

keine- leichte- mäßige- starke- sehr starke- stärkste- Schmerzen

Datum Uhrzeit/Schmerzort/Medikamente

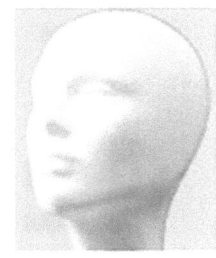

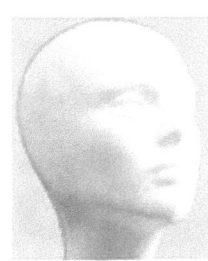

sonst. Beschwerden

Datum Uhrzeit/Schmerzort/Medikamente

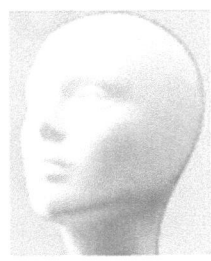

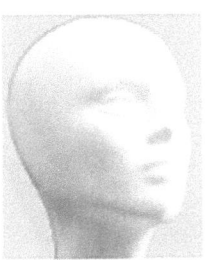

sonst. Beschwerden

0
1
keine- 2
leichte- 3
mäßige- 4
starke- 5
sehr starke- 6
stärkere- 7
stärkste- 8
Schmerzen 9
10

Datum Uhrzeit/Schmerzort/Medikamente

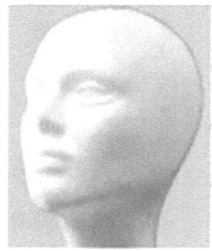

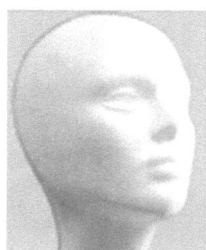

sonst. Beschwerden

Datum Uhrzeit/Schmerzort/Medikamente

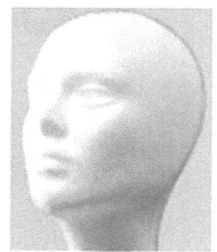

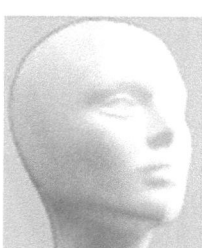

sonst. Beschwerden

0
1
2
3
4
5
6
7
8
9
10

keine- leichte- mäßige- starke- sehr starke- stärkste- Schmerzen

Datum Uhrzeit/Schmerzort/Medikamente

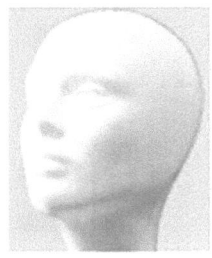

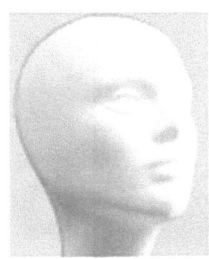

sonst. Beschwerden

Datum Uhrzeit/Schmerzort/Medikamente

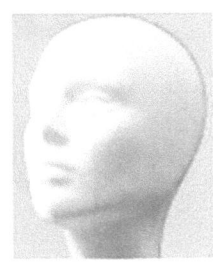

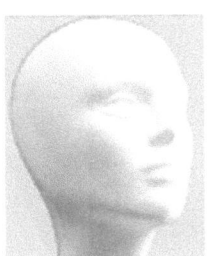

sonst. Beschwerden

0
1
2
3
4
5
6
7
8
9
10

keine- leichte- mäßige- starke- sehr starke- stärkste- Schmerzen

Datum Uhrzeit/Schmerzort/Medikamente

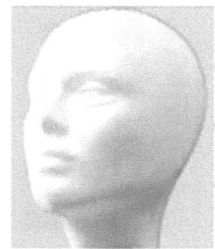

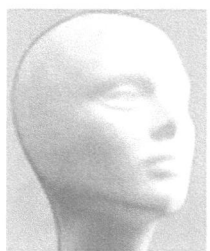

sonst. Beschwerden

Datum Uhrzeit/Schmerzort/Medikamente

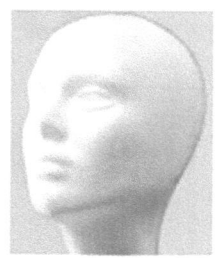

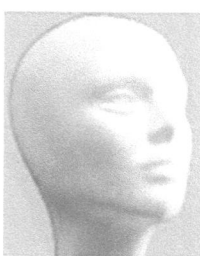

sonst. Beschwerden

**0
1
2
3
4
5
6
7
8
9
10**

keine- leichte- mäßige- starke- sehr starke- stärkste- Schmerzen

Datum Uhrzeit/Schmerzort/Medikamente

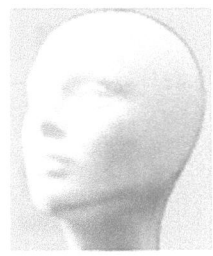

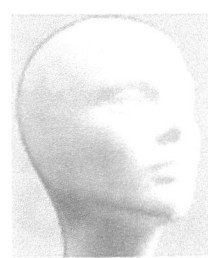

sonst. Beschwerden

Datum Uhrzeit/Schmerzort/Medikamente

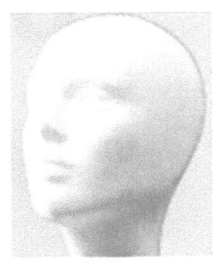

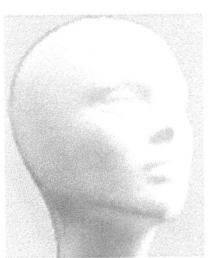

sonst. Beschwerden

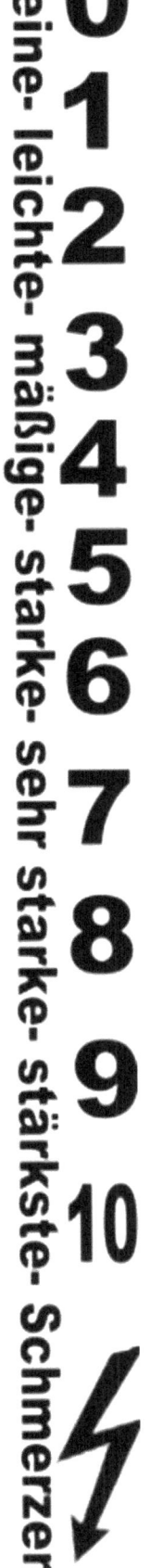

keine- leichte- mäßige- starke- sehr starke- stärkste- Schmerzen

0 1 2 3 4 5 6 7 8 9 10

Datum Uhrzeit/Schmerzort/Medikamente

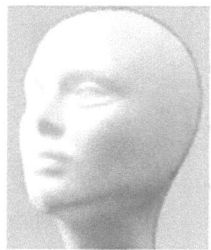

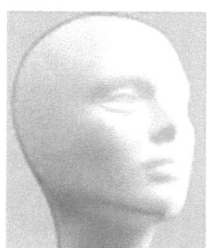

sonst. Beschwerden

Datum Uhrzeit/Schmerzort/Medikamente

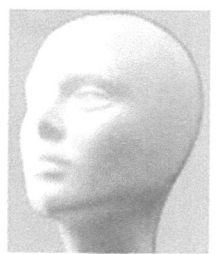

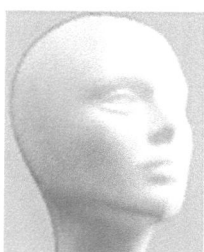

sonst. Beschwerden

0
1
2
3
4
5
6
7
8
9
10

keine- leichte- mäßige- starke- sehr starke- stärkste- Schmerzen

Datum Uhrzeit/Schmerzort/Medikamente

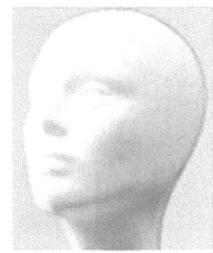

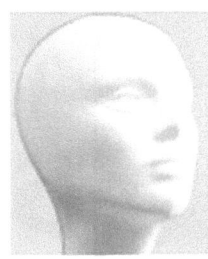

sonst. Beschwerden

Datum Uhrzeit/Schmerzort/Medikamente

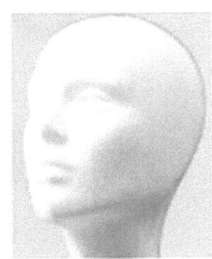

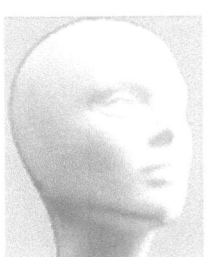

sonst. Beschwerden

0
1
keine- **2**
leichte- **3**
mäßige- **4**
starke- **5**
sehr starke- **6**
sehr starke- **7**
stärkste- **8**
stärkste- **9**
Schmerzen **10**

Datum Uhrzeit/Schmerzort/Medikamente

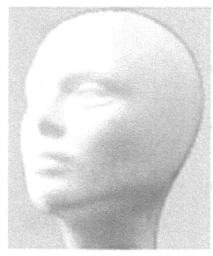

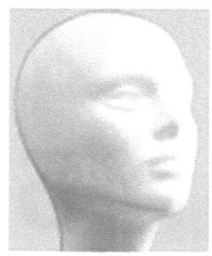

sonst. Beschwerden

Datum Uhrzeit/Schmerzort/Medikamente

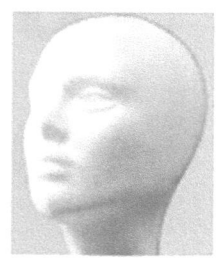

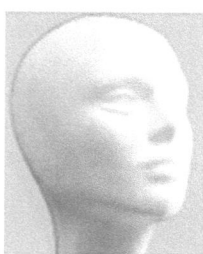

sonst. Beschwerden

0
1
2
3
4
5
6
7
8
9
10

keine- leichte- mäßige- starke- sehr starke- stärkste- Schmerzen

Datum Uhrzeit/Schmerzort/Medikamente

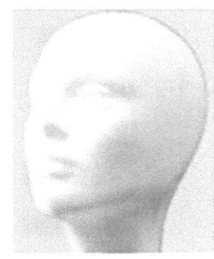

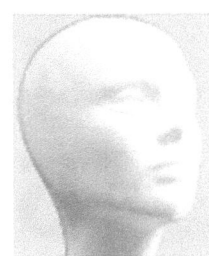

sonst. Beschwerden

Datum Uhrzeit/Schmerzort/Medikamente

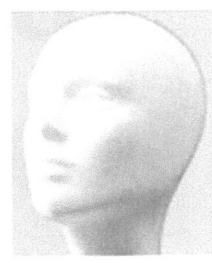

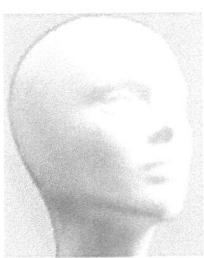

sonst. Beschwerden

0
1
2
3
4
5
6
7
8
9
10

keine- leichte- mäßige- starke- sehr starke- stärkste- Schmerzen

Datum Uhrzeit/Schmerzort/Medikamente

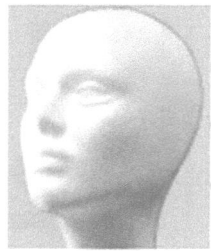

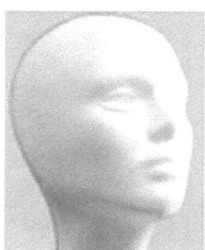

sonst. Beschwerden

Datum Uhrzeit/Schmerzort/Medikamente

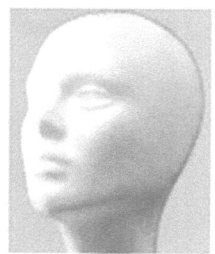

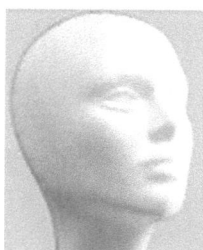

sonst. Beschwerden

0
1
2
3
4
5
6
7
8
9
10

keine- leichte- mäßige- starke- sehr starke- stärkste- Schmerzen

Datum Uhrzeit/Schmerzort/Medikamente

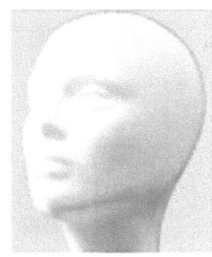

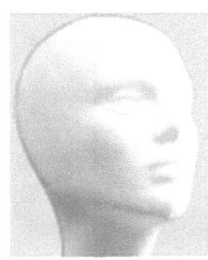

sonst. Beschwerden

Datum Uhrzeit/Schmerzort/Medikamente

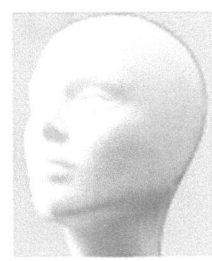

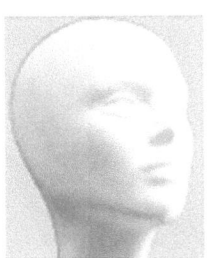

sonst. Beschwerden

0
1
2
3
4
5
6
7
8
9
10

keine- leichte- mäßige- starke- sehr starke- stärkste- Schmerzen

Datum Uhrzeit/Schmerzort/Medikamente

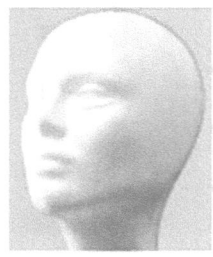

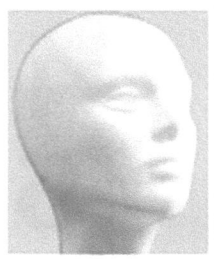

sonst. Beschwerden

Datum Uhrzeit/Schmerzort/Medikamente

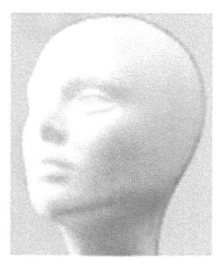

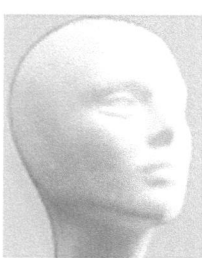

sonst. Beschwerden

0
1
2
3
4
5
6
7
8
9
10

keine- leichte- mäßige- starke- sehr starke- stärkste- Schmerzen

Datum   Uhrzeit/Schmerzort/Medikamente

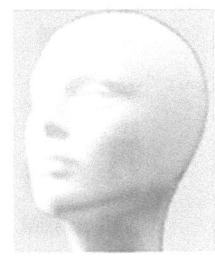

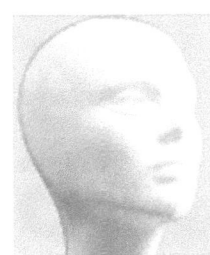

sonst. Beschwerden

Datum   Uhrzeit/Schmerzort/Medikamente

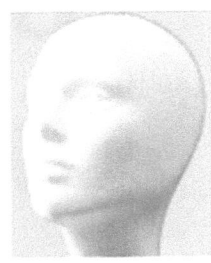

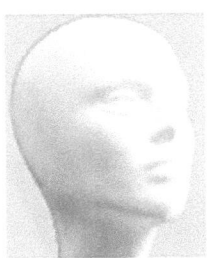

sonst. Beschwerden

0
1
2
3
4
5
6
7
8
9
10

keine- leichte- mäßige- starke- sehr starke- stärkste- Schmerzen

Datum Uhrzeit/Schmerzort/Medikamente

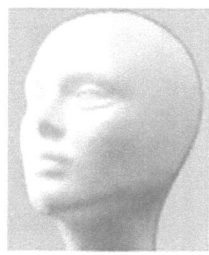

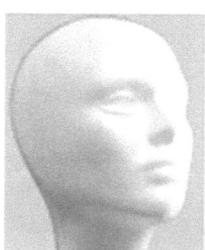

sonst. Beschwerden

Datum Uhrzeit/Schmerzort/Medikamente

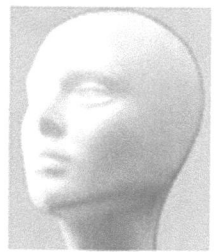

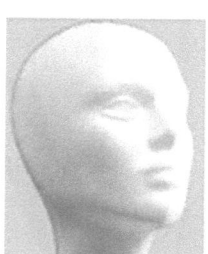

sonst. Beschwerden

0
1
2
3
4
5
6
7
8
9
10

keine- leichte- mäßige- starke- sehr starke- stärkste- Schmerzen

Datum Uhrzeit/Schmerzort/Medikamente

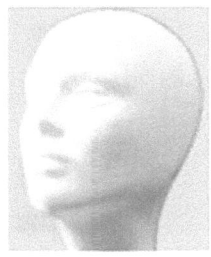

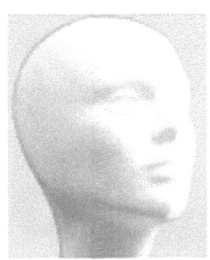

sonst. Beschwerden

Datum Uhrzeit/Schmerzort/Medikamente

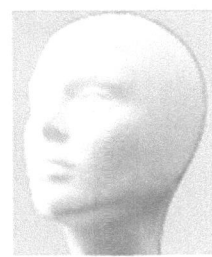

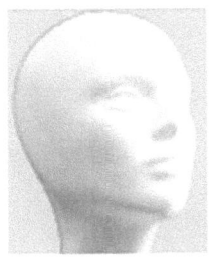

sonst. Beschwerden

0
1
keine-
2
leichte-
3
mäßige-
4
starke-
5
sehr starke-
6
7
sehr starke-
8
stärkste-
9
stärkste-
10
Schmerzen

Datum Uhrzeit/Schmerzort/Medikamente

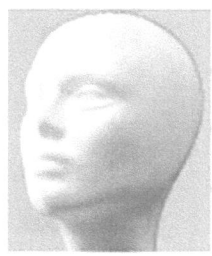

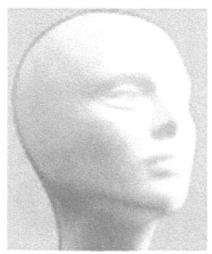

sonst. Beschwerden

Datum Uhrzeit/Schmerzort/Medikamente

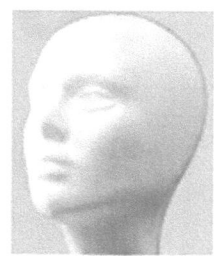

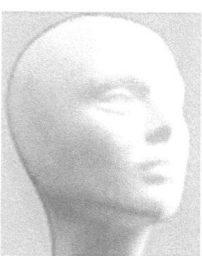

sonst. Beschwerden

0 1 2 3 4 5 6 7 8 9 10

keine- leichte- mäßige- starke- sehr starke- stärkste- Schmerzen

Datum Uhrzeit/Schmerzort/Medikamente

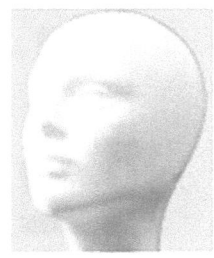

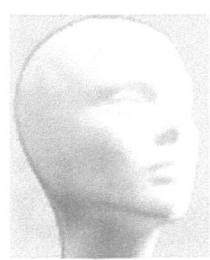

sonst. Beschwerden

Datum Uhrzeit/Schmerzort/Medikamente

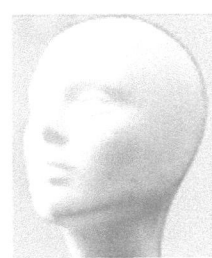

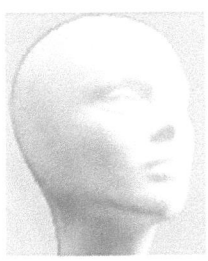

sonst. Beschwerden

0
keine-
1
leichte-
2
3
mäßige-
4
5
starke-
6
sehr starke-
7
8
stärkste-
9
10
Schmerzen

Datum Uhrzeit/Schmerzort/Medikamente

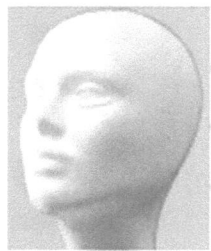

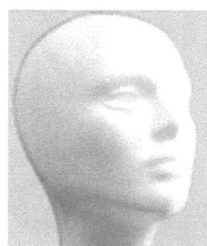

sonst. Beschwerden

Datum Uhrzeit/Schmerzort/Medikamente

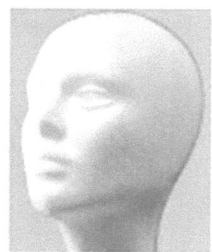

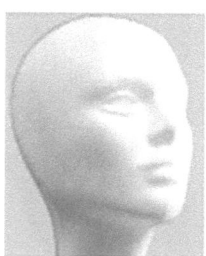

sonst. Beschwerden

0
1
2
3
4
5
6
7
8
9
10

keine- leichte- mäßige- starke- sehr starke- stärkste- Schmerzen

Datum Uhrzeit/Schmerzort/Medikamente

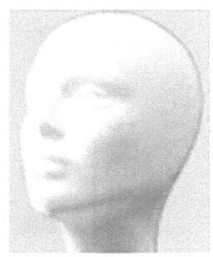

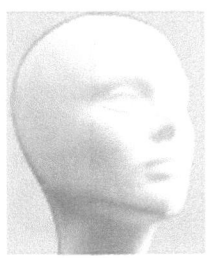

sonst. Beschwerden

Datum Uhrzeit/Schmerzort/Medikamente

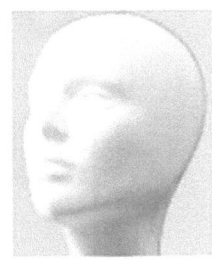

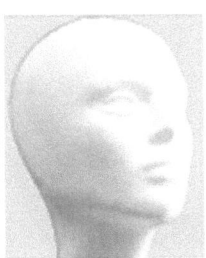

sonst. Beschwerden

0
keine-
1
leichte-
2
mäßige-
3
starke-
4
sehr starke-
5
6
7
stärkste-
8
9
10
Schmerzen

Datum Uhrzeit/Schmerzort/Medikamente

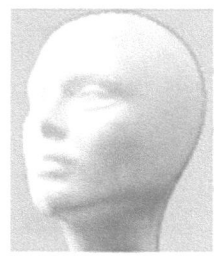

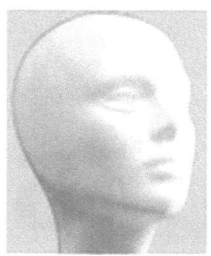

sonst. Beschwerden

Datum Uhrzeit/Schmerzort/Medikamente

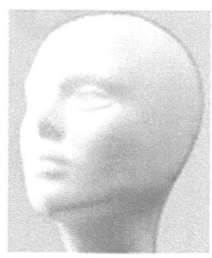

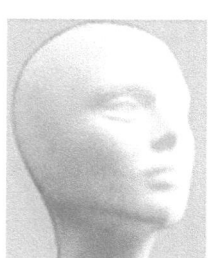

sonst. Beschwerden

0
1
2
3
4
5
6
7
8
9
10

keine- leichte- mäßige- starke- sehr starke- stärkste- Schmerzen